HÉMATURIE CHYLEUSE OU GRAISSEUSE DES PAYS CHAUDS

NOTES

SUR L'HISTOLOGIE PATHOLOGIQUE DE LA FIÈVRE JAUNE

PAR LE DOCTEUR

J. CREVAUX

Médecin de 1re classe de la Marine.

PARIS

LIBRAIRIE J.-B. BAILLIÈRE ET FILS

RUE HAUTEFEUILLE, 19, PRÈS LE BOULEVARD SAINT-GERMAIN

—

1878

HÉMATURIE CHYLEUSE OU GRAISSEUSE DES PAYS CHAUDS

Par M. le Dr J. CREVAUX

MÉDECIN DE PREMIÈRE CLASSE DE LA MARINE.

§ I. — DÉFINITION.

L'hématurie chyleuse est une maladie endémique des pays chauds caractérisée par l'émission d'urines tantôt blanches comme du chyle, tantôt rouges comme du sang.

La qualification « chyleuse » a le tort d'impliquer l'idée du chyle mélangé aux urines ; il serait plus exact de désigner la maladie sous le nom d' « hématurie chyloïde », ou plus simplement d' « hématurie graisseuse ». Cette dernière expression a l'avantage d'avoir été consacrée par l'autorité du professeur Rayer [1].

Géographie médicale. — En Amérique, la maladie a été observée depuis le 30ᵉ degré latitude nord jusqu'au 35ᵉ latitude sud.

C'est au Brésil qu'on l'observe le plus souvent ; Juvenot l'a rencontrée jusque sur les rives de la Plata et de ses affluents. Nous ne doutons pas qu'elle ne soit fréquente sur les affluents de ce grand fleuve qui s'étendent jusqu'au 10ᵉ degré de latitude sud. Nous devons dire qu'elle est au moins très-rare sur la Plata ; elle n'est même pas connue des médecins de Montévidéo et de Buénos-Ayres, près desquels nous avons eu des renseignements. Il en est de même pour l'île Sainte-Catherine (Brésil), où nous avons interrrogé plusieurs médecins qui exercent depuis de longues années dans la ville de Desterro.

Nous croyons que, pour l'Amérique, l'hématurie chyleuse ne dépasse que rarement le 30ᵉ degré de latitude sud.

Afrique. — L'hématurie simple est commune en Égypte ; la variété chyleuse n'a été signalée que dans les colonies du Cap et de Natal. Le Cap est par 33°, Natal est situé entre 29 et 30° latitude sud.

Le docteur Le Roy de Méricourt l'a observée à l'île de Madagascar.

Bourbon et Maurice sont, pour ainsi dire, avec le Brésil, la patrie de l'hématurie chyleuse. Cela est si vrai, qu'en France,

---

[1] Rayer, *Traité des maladies des reins et des altérations de la sécrétion urinaire.* Paris, 1839-1841.

hématurie de Bourbon, et en Angleterre, hématurie de Maurice, sont synonymes d'hématurie chyleuse.

Asie. — Une dame chinoise a été traitée par le docteur Golding-Bird pour des urines chyleuses. Un de nos collègues en a vu un cas à Saïgon. Cubilt et Lewis en ont observé plusieurs cas à Calcutta [1] ; Carter à Bombay.

M. Bouchardat a vu à Paris un cas d'hématurie chyleuse contracté à Java.

Le docteur Van Leent, qui nous a écrit à ce sujet, nie la présence de cette maladie à Java et à Batavia.

§ II. — ÉTIOLOGIE.

L'hématurie graisseuse s'observe à tous les âges, depuis la plus tendre enfance jusqu'à la vieillesse. A Bourbon, la période hématurique est plus commune dans l'enfance ; souvent les urines sanguinolentes ne prennent l'aspect chyleux qu'au moment du passage de l'enface à l'âge adulte.

Au Brésil, d'après les observations de Reiss, Wucherer, da Silva Lima et Almeida Couto, nous croyons que les urines chyleuses sont le propre de l'âge adulte.

Cet état est-il généralement précédé par des urines purement hématuriques? C'est une question que nous avons l'intention d'étudier au Brésil.

Sexe. — D'après les discussions de l'Académie de médecine de Rio-Janeiro (1835-1836), la maladie est plus commune chez les femmes. Sur 28 cas cités par Wucherer, nous comptons 16 femmes pour 12 hommes. Da Silva Lima compte dans son service 13 femmes et 4 hommes; Almeida Couto a observé cette maladie sur 4 femmes et 2 hommes.

A Bourbon, le docteur Cassien, sur 12 cas, n'a vu que 2 femmes. (M. Cassien, en sa qualité de médecin de la marine, avait sans doute plus d'hommes que de femmes dans son service médical.)

Race. — Cette maladie atteint indifféremment toutes les races.

Tempérament. Constitution. — Les sujets lymphatiques paraissent prédisposés à cette affection. Les docteurs Catta Preta et Souza Lima ont vu deux cas où les urines devenaient graisseuses toutes les fois que les malades étaient pris d'érysipèle du scrotum.

[1] *Indian Annals.*

Pour la constitution, Cassien fait remarquer que cette maladie attaque de préférence les personnes de la classe aisée ; plusieurs de ses malades étaient affectés d'embonpoint. Il serait intéressant d'établir le rapport des tempéraments et des constitutions avec les urines graisseuses.

Hérédité. — Cassien a soigné un jeune homme dont la mère souffrait de la même affection. Rayer a trouvé des urines chyleuses chez un enfant dont le père était chylurique.

Le docteur Almeida Couto cite un cas semblable.

Au retour des Antilles, une dame nous a affirmé connaître une famille dans laquelle la mère et quatre jeunes filles souffraient de la même maladie.

Saisons. — Dans le cas que nous avons suivi de 1869 à 1874, nous remarquons une influence très-marquée des saisons.

La maladie se déclare à la Guadeloupe pendant le mois le plus chaud de l'année (juillet). Le jeune homme vient en France, l'affection disparaît pendant l'hiver, et revient avec les premières chaleurs.

§ III. — SYMPTÔMES.

État général. — Cette affection ne semble pas altérer sérieusement la constitution.

Quatre malades de Cassien jouissent au moment de l'invasion de la maladie d'un embonpoint très-marqué. Deux ou trois années d'urines chyleuses ne modifient rien à cet état. Notre malade en est atteint depuis l'âge de quatorze ans ; cinq ans de cette affection ne l'ont pas empêché de grandir, de se développer; ce jeune homme est aujourd'hui sergent dans un régiment d'infanterie de marine.

Priestley cite un cas qui s'est terminé par la phthisie.

Digestion. — Dans la période de malaise général qui précède les accès d'hématurie chyleuse, on note de l'inappétence, des nausées, quelquefois des vomissements. Dans le cours de la maladie, l'appétit est plutôt augmenté que diminué. Beaucoup de malades sont boulimiques. Le nôtre est de ce nombre ; en même temps, il se plaint fréquemment de constipation. Nous rencontrons cette particularité dans plusieurs cas cités par les auteurs.

On pourrait expliquer ce fait de la manière suivante: le rein laissant échapper une partie de la graisse qui est normalement éliminée par le foie, la bile, qui est en partie composée de principes gras, est sécrétée en moins grande partie.

Or la bile, en dehors de ses effets physiologiques, agit mécaniquement sur les matières fécales en les rendant plus fluides. La diminution de la bile dans l'intestin grêle peut être une cause de constipation.

La bile est-elle réellement diminuée? nous n'en avons pas de preuves ; nous savons seulement que parfois les fonctions du foie paraissent troublées. Notre malade a éprouvé, à plusieurs reprises, des douleurs dans l'hypochondre droit.

Circulation. Pouls. — Chez notre sujet, les accès d'hématurie sont précédés d'une accélération du pouls. Dans les deux premiers accès la fièvre dure une journée. Au début du troisième, l'état fébrile se maintient pendant trois jours. La quatrième invasion d'hématurie est précédée d'une fièvre continue qui ne dure pas moins de dix jours.

Sang. — Une question des plus importantes est de savoir si le sang est plus chargé de graisse qu'à l'état physiologique.

Bence Jones cite un cas dans lequel le sérum était à l'état normal. Guibourt trouve dans un caillot presque le double de graisse que dans le sang normal. Rayer a fait pratiquer une saignée, il n'a rien trouvé de particulier.

Nous avons, à deux reprises, retiré une petite quantité de sang au moyen de ventouses scarifiées. Une fois, nous avions donné à notre malade une alimentation presque exclusivement composée de matières grasses.

Le sérum du sang, retiré deux heures après le repas, ne fut pas trouvé lactescent.

L'examen histologique de ce liquide ne nous a jamais rien fait déceler d'anormal.

Appareil urinaire. — L'état fébrile que nous venons de signaler est accompagné d'un symptôme presque constant, la douleur du côté des reins avec irradiation le long des uretères vers le scrotum et les cuisses.

L'émission des caillots qui s'accumulent dans la vessie se fait assez facilement ; il est rare qu'on ait besoin d'aider leur sortie.

L'intervention chirurgicale nous paraît inutile, car, au bout de vingt-quatre heures, les caillots commencent à se décomposer.

Dans ce cas, les urines, qui sont généralement acides, deviennent ammoniacales ; elles laissent précipiter de nombreux cristaux de phosphate ammoniaco-magnésien.

Dans la première période de la maladie, les urines sont franchement hématuriques.

L'examen microscopique démontre que la coloration rouge est produite par des hématies.

Un certain nombre de ces éléments ont conservé la forme biconcave ; beaucoup sont devenus complétement globuleux.

En mathématiques, on démontre que c'est à l'état sphérique qu'un volume présente les diamètres les plus faibles. Ce fait nous explique comment M. Gubler a constaté que les globules de l'hématurie chyleuse diffèrent des globules normaux par leur plus faible diamètre ; ils mesurent environ deux millièmes de millimètre en moins que les globules biconcaves, c'est-à-dire cinq millièmes de millimètre.

Cette diminution de diamètre n'a donc pas d'autre cause qu'un changement de forme, le passage de l'état discoïde à l'état sphérique.

Ces globules déformés sont incolores ou très-faiblement colorés.

D'autres hématies sont crénelés, c'est-à-dire qu'ils présentent de petits prolongements qui leur donnent un aspect muriforme.

Une observation assidue nous fait assister à la séparation de quelques-uns de ces prolongements, qui, aussitôt isolés, prennent la forme globuleuse. Souvent, ces fragments s'accolent à des hématies ; si par hasard ils occupent sur ces derniers un point situé sur une ligne qui va de l'œil vers le centre du globule, on croit reconnaître un noyau. Or ces globules décolorés, et paraissant avoir un noyau, ont une certaine analogie avec les leucocytes[1]. C'est sans doute ce qui a fait dire à Wucherer que dans l'hématurie chyleuse la proportion des globules blancs est plus considérable que dans le sang normal.

Quelques globules ont la forme d'un bonnet ou d'une coupe ; d'autres enfin sont ovoïdes.

Les hématies existent dans les urines blanches du lait ; dans

---

[1] Ces globules rouges décolorés peuvent être pris pour ces éléments que Klebs, Erb et Rouget considèrent comme intermédiaires entre les hématies et les leucocytes. Nous avons commis cette erreur en examinant du sang de leucocythémique, et, tout dernièrement, le liquide d'une tumeur éléphantiasique. Ranvier nie l'existence de ces éléments anatomiques.

ce cas nous en avons compté, au moyen du compte-globule Malassez, 11,000 par millimètre cube.

La proportion des globules blancs est d'environ 1 pour 300 hématies.

En résumé, le sang des urines chyleuses n'a rien d'anormal ; on observe les particularités que nous venons de signaler en mélangeant une goutte de sang à quelques gouttes d'urine, et en examinant avec un grossissement de 400 diamètres.

La matière qui constitue la coloration blanche des urines chyleuses n'est autre que de la graisse dans un état pulvérulent excessivement ténu ; elle présente sous le champ du microscope un aspect nuageux comme la voie lactée.

On transforme cette matière pulvérulente en gros globules huileux, soit en laissant les urines se décomposer, soit en les traitant par l'acide acétique. Il nous semble que ces granulations sont entourées d'une sorte de gangue albumineuse ; la destruction de cette enveloppe met la graisse en liberté.

Plus les urines ont séjourné dans la vessie, plus elles contiennent de globules huileux ; sans doute un commencement de putréfaction a dissous la matière albumineuse qui enveloppe les granulations.

La matière blanche des urines chyleuses est lentement soluble dans l'éther.

§ IV. — MARCHE. — DURÉE. — TERMINAISON.

Chez notre malade, l'affection se présente par accès : ils durent de quatre à cinq mois, et sont séparés par des périodes de quelques mois, pendant lesquels les urines sont complétement transparentes.

Au début de chaque accès, les urines sont sanguinolentes ; ce n'est qu'après quelques jours qu'elles prennent un aspect chyleux.

Il est rare que cette maladie ne présente qu'un seul accès ; généralement, elle dure une période notable de l'existence. Heureusement elle n'est pas suivie d'une altération manifeste de l'organisme ; on cite à Bourbon une dame morte à quatre-vingts ans, qui, depuis cinquante ans, souffrait d'une hématurie chyleuse.

§ V. — NATURE DE LA MALADIE.

Nous dirons tout de suite que nous sommes bien embarrassé de nous former une opinion sur la nature de cette affection si curieuse.

Pour Carter (de Bombay), les éléments des urines chyleuses ont la plus grande analogie avec le chyle.

L. Beale nous écrit qu'il croit que le chyle est versé en nature dans les urines.

Le professeur Gubler, de Paris, trouve dans les urines les éléments de la lymphe (lymphorrhagie de l'appareil uropoiétique.)

Le docteur Renault, répétiteur au collège de France, nous a remis une ancienne préparation d'urines chyleuses sur laquelle on reconnaissait un grand nombre de leucocytes colorés au carmin. M. Renault n'a pu nous fournir aucune indication sur ce malade, qu'il n'a observé qu'en passant.

Pour notre compte, nous ne voyons dans les urines chyleuses que du sang et de la graisse.

Le sang est tout à fait normal ; la graisse ressemble à celle du chyle, de la lymphe et même du sang.

Le sang provient sans doute d'érosions des capillaires de l'appareil urinaire ; mais d'où vient la graisse ?...

Les professeurs Cl. Bernard et Ch. Robin admettent que les urines chyleuses contiennent du sang à plasma lactescent.

« Les urines chyleuses ressemblent au sang d'un animal en digestion, ou plutôt à celui des oies que l'on engraisse. » (Cl. Bernard, *Liquides de l'organisme*.)

« A l'état physiologique l'état laiteux du plasma ne persiste que pendant quelques heures de la journée ; ici il est devenu accidentellement permanent, excessif, et constitue l'état morbide dit *piarrhémie*, dont l'hématurie graisseuse est un symptôme sans qu'il y ait nécessairement maladie du rein. » (Ch. Robin, *Leçons sur les humeurs*, 2ᵉ édition, p. 845.)

Avant d'admettre cette théorie il faut constater que les chyluriques ont du sang laiteux. Notre malade a du sang à sérum transparent ; nous avons l'intention d'examiner le sang des malades que notre séjour au Brésil va nous donner l'occasion d'étudier : peut-être serons-nous assez heureux de vérifier l'hypothèse de MM. Cl. Bernard et Robin qui nous paraît la plus vraisemblable.

En tous cas les urines chyleuses contiennent du sang, et ce sang ne peut provenir que d'une déchirure des capillaires, soit des reins, soit de la vessie.

Deux causes paraissent expliquer la présence du sang dans les urines : 1° le passage de graviers d'acide urique à travers le parenchyme rénal ; 2° les désordres que sont capables d'occasionner des helminthes sur les parois des vaisseaux de l'appareil urinaire.

I. — La présence de graviers d'acide urique dans les urines chyleuses est assez fréquente : ce fait doit peu nous étonner. Dans les régions tropicales les matières albuminoïdes ne sont pas mieux détruites que les substances hydrocarbonées. Au lieu d'urée nous avons de l'acide urique qui est un degré d'oxydation moins avancé des matières azotées.

II. *Helminthes.* — En Égypte l'hématurie était jadis attribuée par Renoult à l'excès des sueurs ! Bilharz cherchant une autre cause a trouvé son *distomum hæmatobium*. Griesinger a confirmé cette découverte; il a rencontré le distomum dans la vessie de 177 cadavres sur 363.

Sur le continent africain nous trouvons l'hématurie chyleuse au cap de Bonne-Espérance. John Harley a l'occasion d'examiner ces urines; bientôt il trouve des œufs, puis les débris d'un animal adulte... Voilà un nouveau distomum : c'est le *distomum Capensis*[1].

Un examen plus minutieux des œufs et de débris de ces animaux fait admettre à ce savant micrographe une identité complète entre le distomum du Cap et celui de l'Égypte.

Le docteur Mac-Auliffe, médecin de 1re classe de la marine, nous informe qu'il a rencontré à Zanzibar le docteur Kirk qui accompagnait Livingstone dans son second voyage à Zambèze[2]. Ce médecin lui a raconté que beaucoup d'habitants des rives du lac Nyassa et de tout le bassin du Zambèze sont atteints d'hématurie chyleuse. Ces sauvages attribuent leur maladie à des vers qu'ils voient de temps à autre sortir par le canal de l'urèthre.

A l'île de France, Chapotin a vu, il y a un demi-siècle, un Malgache atteint d'hématurie rendant des vers dans les urines. Nous attendons des urines chyleuses des îles Bourbon et Mau-

---

[1] *Voy.* Hooper, *Physicians' vade mecum*, 9e édition, London.

[2] Ce fleuve se jette sur la côte orientale d'Afrique, en face de Madagascar.

rice : nous sommes presque sûr d'y rencontrer des helminthes.

Au Brésil les recherches du docteur Wucherer ont jeté un jour nouveau sur l'étiologie de l'hématurie des pays chauds. Le 30 septembre 1869, on lisait dans la *Gazette de Bahia* : « Je viens aujourd'hui exposer le résultat inattendu de mes recherches sur les urines chyleuses. Le 4 août 1868, je me livrai à l'examen de l'urine d'une femme confiée aux soins du docteur da Silva Lima. Ex examinant une parcelle du caillot au microscope, je trouvai au milieu de beaucoup de cristaux de phosphate ammoniaco-magnésien, de cellules épithéliales, de globules rouges du sang, de granulations graisseuses, de vibrions, quelques vers filiformes dont une des extrémités était très-déliée et l'autre très-obtuse. Sur l'extrémité obtuse de l'animal on distingue un petit point, mais on ne peut distinguer si c'est un orifice. Le corps était transparent, et paraissait contenir une masse granuleuse dont il n'était pas possible de reconnaître la structure. Ils étaient du diamètre d'un leucocyte, et d'une longueur 60 à 70 fois plus grande. » (Wucherer.)

Ces mêmes vers furent retrouvés chez un grand nombre de malades des docteurs Silva Lima et Almeida Couto (de Bahia).

Au retour de la Guadeloupe, sur la frégate *la Cérès*, nous eûmes la bonne fortune de rencontrer un jeune homme affecté d'hématurie chyleuse.

Le 25 juillet 1870, après plusieurs jours de recherches, nous rencontrâmes un helminthe ayant une longueur de $0^{mm},265$, une largeur de $0^{mm},010$. Cet animal est mince comme un fil, et partant appartient à la famille des nématoïdes. Une extrémité obtuse paraît correspondre à la tête, qui porte, près de sa terminaison, un petit point qui ressemble plutôt à un amas de granulations qu'à un orifice ; queue très-effilée, corps transparent ; on voit des granulations occupant l'intérieur dans toute la longueur. Agilité remarquable, progression assez rapide par des mouvements de contorsion énergiques. Vitalité très-grande, on le trouve s'agitant dans un caillot exprimé et abandonné à l'air depuis deux heures ; il remue sur les plaques jusqu'à dessiccation de la préparation.

Depuis ce jour, pendant une période de quatre années, nous avons très-souvent examiné les urines de ce malade, et chaque fois nous avons retrouvé ce même helminthe.

Durant le voyage des Antilles à Toulon, nous en avons montré tous les jours à notre excellent chef de service, le docteur Jean Lucas, médecin principal de la marine, et à plusieurs médecins passagers. A l'hôpital de Brest, où notre malade fut traité quelque temps, nous en avons fait voir à MM. Rochard et Jossic, directeurs du service de santé; Gestin, Barrallier, médecins en chef; à presque tous les professeurs, médecins et étudiants de notre école de médecine navale. Le docteur Corre les vit à l'état vivant, et écrivit à ce sujet une note qui parut, avec une planche lithographiée, dans la *Revue des sciences naturelles* de Montpellier. (Sept. 1872.)

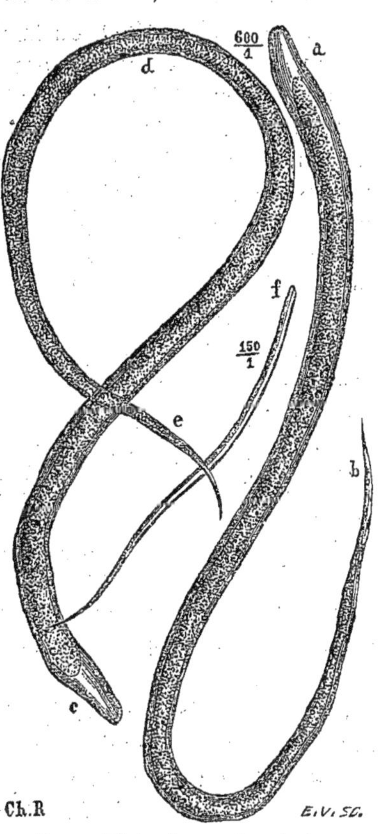

Fig. — Filaire du sang humain dans l'hématurie chyleuse.

« L'animal[1] est incolore et transparent; il se détache sur la plaque, grâce aux ombres qui résultent de sa forme cylindrique; sa longueur est de $0^{mm},200$ à $0^{mm},235$, sa largeur, de $0^{mm},006$ à $0^{mm}007$. La tête, un peu obtuse à son extrémité, nous a paru tantôt en continuité parfaite avec le reste du corps, tantôt séparée par un léger étranglement. Ni le docteur Wucherer, ni le docteur Crevaux ne mentionnent de rétrécissement cervical; mais le dernier de ces médecins, sur un des indivi-

[1] La figure ci-jointe représente des larves non sexuées de filaires telles que celles qu'on observe lorsqu'on voit éclore les œufs de ces nématoïdes. Ces larves furent envoyées à M. Ch. Robin par M. le Dr Foncervines, médecin de la marine, qui les avait recueillies dans l'urine d'un officier atteint de chylurie, à l'île de la Réunion. C'est aux Leçons de M. Ch. Robin sur les humeurs, que nous empruntons cette figure. (Voy. aussi *Arch. de méd. nav.*, t. XXI, p. 252.)

a, extrémité céphalique d'une filaire retirée d'un caillot fibrineux urinaire sec, mais après ramollissement; *b*, extrémité caudale; *c, d, e*, autres filaires retirées d'un autre caillot; *f*, autre filaire retirée de la même urine, vue à un faible grossissement (A. L. de M.).

dus qu'il a représentés dans son mémoire, a reproduit une sorte de cou résultant de l'atténuation graduelle du corps jusqu'au renflement céphalique. Nous n'avons pu distinguer aucune espèce d'organes : nous avons seulement noté l'existence de nombreuses granulations à l'intérieur du corps, granulations tassées vers le centre et formant comme une traînée longitudinale qui simule, au premier aspect, un canal étendu de la tête à la queue.

« Le corps présente un diamètre assez égal, mais susceptible de s'accroître momentanément vers sa partie antérieure par la propulsion du liquide intérieur, lorsque l'animal se déplace. Il diminue progressivement en arrière pour se confondre avec la queue. Celle-ci est très-effilée, recourbée, ou dans la direction de l'axe du corps.

« L'animal se meut, en repoussant sur les côtés les globules sanguins qui l'embarrassent, par des mouvements de torsion énergique et en chassant d'arrière en avant, puis d'avant en arrière la masse liquide et granuleuse qui le distend, par des mouvements de contraction. » (Corre.)

Nous avons remis des échantillons de ces vers parfaitement conservés aux premiers helminthologistes de France, les docteurs Davaine et Balbiani. Ils les considèrent comme des embryons d'une nématoïde. M. Balbiani, qui a fait une étude spéciale du strongle géant, nous a montré des embryons qui ont une certaine ressemblance avec les nôtres ; ils en diffèrent par leur taille qui est beaucoup plus considérable.

Nous n'avons jamais rencontré d'œufs d'helminthe dans les urines chyleuses ; et pourtant nous les avons cherchés plus de cent fois, et avec la plus grande attention. Nous étions guidé dans ces recherches par des échantillons d'œufs de strongle que nous avait remis M. Balbiani. Nous n'avons rien trouvé qui présentât la moindre analogie avec ceux-ci.

Leuckart a trouvé des œufs dans les urines chyleuses ; mais nous devons faire remarquer que ce savant n'a pas étudié ces urines autrement que sur un filtre desséché que lui avait envoyé son compatriote Wucherer. Pendant le voyage du Brésil en Allemagne, ce filtre peut avoir recueilli des poussières au milieu desquelles se trouvaient des œufs. Pour notre part, nous avons trouvé des œufs dans les urines chyleuses, mais ils provenaient d'un sarcopte, l'*acarus domesticus* qui est si commun à bord des bâtiments.

Les docteurs da Silva Lima et Almeida Couto de Bahia n'accusent pas avoir rencontré d'œufs dans les urines chyleuses.

Découverte du docteur Lewis. — Dans les Indes orientales, vers le commencement de 1871, le docteur Lewis a rencontré dans les urines chyleuses de très-petits vers qu'il considère comme appartenant au genre filaire [1]. En juillet 1872 le même auteur a retrouvé ces mêmes helminthes dans le sang nonseulement des chyluriques, mais des diarrhéiques ; ces vers ont l'aspect de petits serpents qui, durant les premières heures, se plient et se replient incessamment en faisant mouvoir les globules sanguins qui les entourent. Ils sont transparents, et ne se distinguent du liquide où ils sont plongés que par leur pouvoir réfringent qui est différent : longueur $\frac{1}{3500}$ de pouce anglais [2].

Nouvelles recherches au Brésil. — Le docteur da Silva Lima a eu l'extrême obligeance de nous procurer des urines chyleuses ; après plusieurs jours de recherches nous venons de retrouver des cadavres d'helminthes. Ces vers sont en tous points identiques à ceux que nous avons rencontrés à la Guadeloupe. Ayant sous la main des dessins représentant les helminthes décrits par le docteur Lewis, nous constatons que ces derniers sont les mêmes que ceux du Brésil.

En résumé deux espèces d'helminthes ont été décrites jusqu'à ce jour dans les urines graisseuses des pays chauds :

1° Le *Distomum* ou *Bilharzia hæmatobium*, découvert en Égypte par Bilhartz, et au cap de Bonne-Espérance par Harley ;

2° Les embryons d'un nématoïde inconnu, découverts au Brésil par Wucherer (août 1868) [3] ; à la Guadeloupe, par nous (juillet 1870) ; aux Indes, par Lewis en 1871.

§ VI. —TRAITEMENT.

M. le professeur Bouchardat, supposant que cette maladie est liée à un excès de graisse dans les liquides de l'organisme, proscrit tout les aliments hydrocarbonés (sucre, graisse, alcool,

[1] Nous avons été informé de cette découverte par le Dr L. Beale, par une lettre du 2 novembre 1871 ; il l'annonce comme *toute récente :* c'est ce qui nous fait supposer qu'elle date du commencement de 1871.

[2] I.-R. Lewis, *On a hæmatozoon inhabiting human blood, its relation to Chyluria and other diseases.* Calcutta, 1872, et *Journal de l'anatomie et de la physiologie.* Paris, 1873, p. 324.

[3] O. Wucherer, *Gazeta medica di Bahia*, numéro du 5 décembre 1868, et même recueil, septembre 1869.—*Archives de médecine navale*, 1870, t. XIII.

féculents). En même temps, il conseille les exercices qui sont capables d'augmenter la dépense de l'organisme.

Ces règles hygiéniques sont en rapport avec la pratique des médecins des pays chauds. A Bourbon, dès qu'une personne est atteinte d'hématurie, on lui trace la ligne de conduite suivante :

1º Prendre des bains de mer ou de rivière. On préfère ces derniers, à cause de leur température plus basse ; 2º changer de climat. Les personnes âgées et les femmes vont faire un séjour de quelques mois dans une localité plus élevée et partant moins chaude. D'après John Harley et Cassien la maladie ne se déclare jamais dans les pays élevés. — Les jeunes gens profitent de cette infirmité pour aller compléter leurs études en Europe.

Dans les cas d'hématurie graisseuse coïncidant avec la présence d'helminthes dans l'appareil urinaire, nous avons une indication de plus à remplir.

John Harley conseille l'iodure de potassium administré par la bouche et en injections dans la vessie ; c'est un bon médicament, parce qu'il incommode assez peu le malade tout en compromettant sérieusement l'existence du parasite. Ainsi, dit ce savant thérapeutiste, nous supportons sans douleur des installations dans l'œil d'une solution d'iodure de potassium au $\frac{1}{100}$, tandis qu'une sangsue plongée dans ce liquide se tord, puis perd ses mouvements et meurt au bout d'une heure. Plongée dans la solution pendant quelques secondes, puis lavée et mise dans l'eau pure, elle reste immobile et malade pendant plusieurs jours. On peut injecter graduellement jusqu'à 2 grammes d'iodure de potassium.

On alternera avec des injections d'huile de fougère mâle qui a la propriété de provoquer des contractions énergiques de la vessie capables de favoriser l'expulsion des helminthes (dose 0^{gr},30 à 1^{gr}).

Nous pouvons aussi essayer le baume de copahu, car on compte plusieurs cas d'hématurie graisseuse guéris sous l'influence de ce médicament.

Saleste cite un jeune homme de l'île de France qui, étant atteint d'hématurie rebelle, vit survenir une uréthrite ; on traita cette dernière affection par le copahu, et l'hématurie disparut.

(Archives de médecine navale, 1874, t. XXII.)

SUR L'HISTOLOGIE PATHOLOGIQUE DE LA FIÈVRE JAUNE

(Épidémie des îles du Salut (Guyane française). — Avril, mai 1877[1])

Par le Dr J. CREVAUX

MÉDECIN DE PREMIÈRE CLASSE DE LA MARINE.

Appareil respiratoire. — Nous signalons dans les poumons deux variétés de lésions : la *congestion* et *l'apoplexie pulmonaires*.

Dans la première, les vaisseaux qui serpentent sur les parois des alvéoles sont gorgés de sang, mais ne présentent pas de déchirures. Les alvéoles restent perméables.

Dans la deuxième, il se produit une déchirure des vaisseaux dilatés, et le sang se déverse librement dans les alvéoles et les dernières ramifications bronchiques. La partie malade devient nécessairement plus dense que l'eau.

Ces foyers apoplectiques, qui atteignent parfois le volume d'un œuf de poule, représentent histologiquement ce que Louis a désigné sous le nom de *carnification* du tissu pulmonaire.

Dans quelques cas, le sang épanché dans les alvéoles subit une transformation purulente. Les crachats rouges deviennent grisâtres et fétides ; l'examen microscopique y décèle la présence de globules de pus.

Appareil circulatoire. — *Cœur*. — Dans les deux tiers des cas, nous avons noté l'existence d'un piqueté hémorrhagique à la base du cœur, le long des vaisseaux coronaires et sur la face externe des gros vaisseaux, à leur origine.

---

[1] Nous avons été secondé dans ces recherches par MM. Nicomède et Moysan, qui servaient avec nous pendant cette épidémie. L'épidémie des îles a été grave. Des Arabes, des coolies (Hindous), des nègres ont été atteints.

La maladie a présenté des symptômes absolument typiques, tels que nous les avons observés aux Antilles, au Brésil, à Cayenne, dans le service de M. Martialis.

Pendant le cours de cette épidémie, nous avons soigné, en rade des îles du Salut, les malades d'un navire norvégien qui arrivait du Para (Sainte-Marie de Belem), avec une épidémie de fièvre jaune qui l'avait mis en détresse. Le parallèle que nous avons fait entre l'épidémie du navire l'*Elim* et celle des îles du Salut nous a démontré l'identité parfaite des symptômes et des lésions.

Ces petites ecchymoses siégent toujours dans le tissu cellulo-adipeux, et non entre les fibres musculaires du cœur.

Le cœur est généralement vide et très-ferme (39 fois sur 41, l'examen étant fait très-peu de temps après la mort).

L'examen des fibres musculaires de quatre cœurs nous a toujours prouvé leur intégrité. Les stries transversales étaient parfaitement distinctes; il nous a été impossible de trouver la dégénérescence graisseuse qui a été signalée par plusieurs auteurs.

Sang. — Pas d'altérations sensibles des globules. — Globules graisseux en plus grand nombre qu'à l'état physiologique.

Appareil digestif. — Nous attirons l'attention sur un fait qui a été constant pendant notre épidémie : la *stomatite superficielle* ou *catarrhale.*

Tous les malades ont présenté, dans les premiers jours de la maladie, un léger gonflement des gencives, avec une rougeur qui était en partie voilée par une couche mince blanchâtre de cellules épidermiques. Cette plaque ressemble à la traînée blanchâtre que détermine un crayon de nitrate d'argent promené sur les gencives.

Les cellules épithéliales qui constituent cette plaque sont tuméfiées et contiennent des granulations qui les font paraître opaques.

Lorsque la maladie est grave, la stomatite s'accompagne fréquemment de petites ulcérations au niveau du bord alvéolaire : de là résultent ces hémorrhagies qui s'observent souvent pendant la deuxième période de la fièvre jaune.

Le pharynx, l'œsophage, l'estomac, l'intestin grêle, le gros intestin, enfin le tube digestif tout entier, présentent de la congestion, des ecchymoses, et assez souvent des ulcérations. Ces lésions sont le moins prononcées dans le gros intestin; elles atteignent leur summum dans l'œsophage, l'estomac et la dernière portion de l'iléon. La valvule de Bauhin a été trouvée trois fois ulcérée; les follicules clos n'ont présenté une légère hypertrophie que dans deux cas et une seule fois nous avons vu une petite ulcération faire place à un follicule qui s'était vidé.

L'examen de la muqueuse stomacale nous a fourni deux faits très-importants :

1° La dégénérescence graisseuse des vaisseaux capillaires [1];

2° La dégénérescence graisseuse des cellules qui tapissent les glandes stomacales.

La première lésion rend compte des hémorrhagies qui se produisent si facilement dans cette cavité pendant la dernière période de la maladie.

La deuxième établit un rapprochement remarquable avec les lésions que nous allons rencontrer dans le foie et les reins. — La dégénérescence graisseuse des éléments épithéliaux donne à la muqueuse stomacale une couleur *gris-pâle* qui a été signalée par MM. Cornil et Ranvier dans une série de maladies infectieuses fébriles [2]. L'opacité des cellules est augmentée par les nombreuses granulations qu'elles renferment. L'état mamelonné de la muqueuse qu'on observe dans ce cas s'explique par la tuméfaction des cellules, qui tendent à devenir globuleuses.

Foie. — Dans la plupart des cas, le foie est jaune, graisseux (couleur café au lait, gomme-gutte), et ne donne que très-peu de sang à la section. Son volume est sensiblement augmenté, sa forme est devenue légèrement globuleuse par suite de son accroissement dans le sens vertical.

Dans certains cas, on trouve une congestion manifeste de l'organe, accompagnée de plaques ecchymotiques siégeant le plus souvent à la surface.

L'examen histologique démontre que la stase sanguine réside dans les vaisseaux entourant les lobules qui appartiennent au système de la veine porte. Un examen superficiel pourrait faire croire à la lésion connue sous le nom de *foie muscade* ou cardiaque. Une différence capitale sépare ces deux états : dans le foie en question, il y a congestion des veines périphériques, tandis que, dans le foie muscade, la réplétion existe dans les veines centrales.

Chez un malade qui est mort très-rapidement, nous avons reconnu que la congestion était accompagnée d'un œdème siégeant dans le tissu cellulaire qui sépare les lobules.

Ayant remarqué que la congestion s'observe particulièrement dans les cas de mort rapide, ne sommes-nous pas en droit

---

[1] Nous avons découvert cette lésion à l'hôpital de Cayenne, chez un malade du service de M. le Dr Martialis, chef du service de santé de la Guyane. Elle a été reconnue par MM. Martialis, Danguillecourt, Hemeury et plusieurs autres collègues de la marine.

[2] *Manuel d'histologie pathologique*, III° partie, p. 782.

de penser que la dégénérescence graisseuse ne se fait pas d'emblée, mais qu'elle est précédée de la congestion de l'organe?

Quant à la lésion intime du parenchyme hépatique, elle est facile à reconnaître au microscope. Les cellules prismatiques se déforment, deviennent plus ou moins globuleuses, et contiennent de fines granulations et des globules huileux qui sont d'autant plus nombreux et plus volumineux que la dégénérescence graisseuse est avancée.

Lorsqu'on mélange le liquide qui s'échappe d'une surface de section du foie avec de l'eau, on voit ce liquide blanchir immédiatement. — Il se forme là une véritable émulsion.

Vésicule biliaire. — Elle contient presque toujours une bile noirâtre, épaisse. Dans un cas, nous avons constaté de l'œdème avec une ecchymose dans le tissu cellulaire de la paroi externe de la vésicule. — Dans deux autres cas, il y avait de l'œdème sans hémorrhagie.

Rate. — Volume et consistance normale (36 fois sur 41). — Dans les 5 autres cas (1 jeune soldat, 1 Hindou, 3 Arabes), son volume était considérablement augmenté; mais cette hypertrophie n'était pas de date récente : des adhérences très-solides aux parties voisines, un épaississement de la coque fibreuse atteignant, dans deux cas, 1 demi-centimètre, font rattacher cette hypermégalie à une maladie antérieure. Nous avons su que l'Hindou et les Arabes, qui étaient dans la colonie depuis plusieurs années, avaient tous été traités pour des accès de fièvre intermittente.

Ces 5 rates anormales n'ont présenté de ramollissement dans aucun cas ; leur consistance était, au contraire, manifestement accrue, par suite d'un épaississement non-seulement de la capsule fibreuse, mais des tractus de même nature qui forment, pour ainsi dire, la charpente de l'organe. — Il s'agissait d'une sclérose hypertrophique de la rate.

Appareil urinaire. — *Rein.* — Sur 41 autopsies, nous avons trouvé 41 fois des lésions de cet organe. — Jusqu'ici, les auteurs n'ont guère insisté que sur la dégénérescence graisseuse des reins, nous appelons particulièrement l'attention sur des manifestations pathologiques qui précèdent cette altération.

Lorsque la durée de la maladie a été courte, les reins présentent une coloration rouge ; les vaisseaux qui cheminent entre les tubes droits, les glomérules de Malpighi, les étoiles de Verbeyen, sont gorgés de sang. Il y a, en un mot, une congestion manifeste de l'organe avec augmentation de volume et de poids.

En examinant les reins avec soin à l'œil nu, on rencontre des ecchymoses dans les points suivants :

1° Immédiatement sous la capsule ;

2° Dans la substance corticale ;

3° Sur la paroi externe des calices ;

4° Sur la muqueuse des calices et des bassinets. — Cette dernière hémorrhagie, qui n'est signalée par aucun auteur, a été observée dans plus de la moitié des cas [1].

Ce sont les hémorrhagies de la substance corticale qui sont les plus fréquentes et qui présentent un intérêt tout particulier.

On remarque qu'elles siégent principalement dans la partie où les glomérules de Malpighi sont le plus abondants.

Elles apparaissent généralement comme un noyau rouge foncé, globuleux, de la grosseur d'une tête d'épingle. Sur une coupe heureuse faite au niveau de ces foyers sanguins, nous avons remarqué que deux petits canaux, rouges de sang, aboutissaient à ce point.

L'examen histologique nous a prouvé que la cavité sphérique remplie de sang n'était autre que la cavité d'un glomérule dilatée : l'un des canaux était constitué par les vaisseaux du glomérule ; l'autre, qui était plus pâle, était formé par un tubulus.

D'après un grand nombre de coupes, nous nous sommes convaincu que l'hémorrhagie se fait au niveau du glomérule, c'est-à-dire au point où la tension du sang est au summum, et que le trop-plein se déverse dans les tubuli.

Ce fait explique clairement la présence de globules sanguins dans les urines de quelques-uns de nos malades.

Dans deux cas, nous avons même observé l'émission du sang par le canal de l'urèthre.

Chez un sujet, nous avons rencontré, à côté de ces foyers apoplectiques, de petits corps purulents tels qu'ils ont déjà été signalés dans une épidémie de fièvre jaune, à la Guyane, par M. Chapuis, médecin en chef de la marine. Ces foyers, qui avaient le même volume et la forme globuleuse des foyers san-

---

[1] Nous l'avons retrouvée à Cayenne, dans le service du chef de service de santé.

guins, étaient grisâtres et entourés d'une mince auréole rouge de sang.

L'examen microscopique nous a démontré qu'il s'agissait de foyers hémorrhagiques ayant subi une transformation purulente. La partie centrale était constituée par du pus, et la partie phériphérique par du sang qui n'était pas encore altéré.

Il y a donc dans les reins, comme dans l'estomac et dans le foie, un premier état, c'est la congestion, qui peut être suivie d'apoplexies dans les différents points de ces organes, mais particulièrement dans l'intérieur des glomérules de Malpighi.

Le deuxième état de ce processus morbide, c'est la dégénérescence graisseuse des cellules qui forment le parenchyme rénal. Il se traduit, à l'œil nu, par une coloration qui varie du gris-jaunâtre au blanc-jaune (gros rein blanc).

Dans cette période, l'augmentation de volume et de poids persiste, bien que l'organe paraisse contenir très-peu de sang. Elle tient alors non plus à l'accumulation du sang dans les vaisseaux, mais à l'hypertrophie des éléments qui constituent le parenchyme. On trouve, en effet, que les cellules du rein qui, à l'état normal, sont polyédriques, deviennent sphériques, et sont gorgées de gros globules huileux et de très-fines granulations.

Les cellules sont non-seulement hypertrophiées, mais encore leur nombre est augmenté.

A l'examen d'une mince coupe de l'organe avec un faible grossissement, on remarque que les tubes sont grisâtres et plus opaques qu'à l'état normal. Cette opacité caractéristique tient sans doute à la présence des granulations graisseuses qui forment une sorte d'émulsion dans le liquide renfermé dans chaque cellule épithéliale.

Nous ne pouvons pas nous prononcer d'une façon définitive sur l'état des vaisseaux capillaires ; nous n'avons eu le temps de les examiner qu'une seule fois sur des organes frais. Ils étaient un peu noueux au niveau des cellules de leurs parois, qui paraissaient fusiformes, et dont les noyaux étaient hypertrophiés.

En un mot, ils étaient absolument semblables à ceux que l'on observe dans l'inflammation.

Cette altération n'est que le premier degré de la lésion que nous avons signalée dans l'estomac, la dégénérescence graisseuse des parois des capillaires.

Nous avons trouvé sur trois reins les lésions que M. Pellarin a signalées dans la fièvre bilieuse hématurique (fièvre jaune des créoles), et qu'il a décrites sous le nom d'ulcères phlycténoïdes.

A l'œil nu, on voit une phlyctène siégeant à la surface du rein, et, en ouvrant la membrane qui est soulevée par un liquide séreux, on reconnaît une petite poche creusée dans la substance corticale de l'organe.

M. Pellarin a cru que cette excavation, taillée à pic dans le rein, était due à une perte de substance ; mais il n'en est rien. L'examen histologique démontre que les *tubuli* ne présentent aucune solution de continuité ; ils forment des anses non interrompues tout autour de l'excavation. Il s'agit non pas d'un ulcère, puisque ce mot implique l'idée de perte de substance, mais simplement d'un kyste séreux siégeant dans le tissu cellulaire qui sépare les *tubuli* : ceux-ci ont été dissociés et ensuite refoulés par le liquide épanché.

Vessie. — Nous avons reconnu, dans un seul cas, un piqueté hémorrhagique très-prononcé de la muqueuse vésicale, et ressemblant à celui de l'estomac.

Conclusion. — Le processus morbide de la fièvre jaune est le même dans l'estomac, les reins et le foie. Il y a congestion, suivie de dégénérescence graisseuse.

(Archives de médecine navale, 1877, t. XXVIII.)

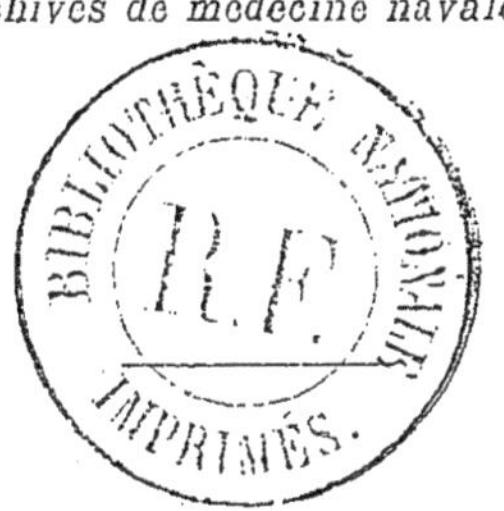

CLICHY. — Imprimerie PAUL DUPONT, rue du Bac-d'Asnières, 12. (617, 4-78.)

BIBLIOTHEQUE DU MÉDECIN DE LA MARINE

PUBLIÉE PAR J.-B. BAILLÈRE ET FILS

Du Typhus épidémique, et histoire médicale des épidémies de typhus observées au bagne de Toulon en 1855 et 1856, par A.-M. Barrallier, professeur de pathologie médicale à l'École de médecine navale du port de Toulon, second médecin en chef de la marine. 1861. In-8 de 350 pages. . . . . 5 fr.

Traité des maladies des Européens dans les pays chauds (régions tropicales), climatologie, maladies communes, maladies endémiques, par le docteur A.-F. Dutroulau, premier médecin en chef de la marine. Ouvrage couronné par l'Institut (Académie des sciences) et par l'Académie de médecine. 2ᵉ *édition, revue et corrigée.* 1868. In-8, 608 pages. . . . . 8 fr.

Traité d'hygiène navale, ou de l'influence des conditions physiques et morales dans lesquelles l'homme de mer est appelé à vivre, et des moyens de conserver sa santé, par J.-B. Fonssagrives, professeur à l'École de médecine navale de Brest. Paris, 1856. In-8 de 800 pages avec 57 fig. . . . . 10 fr.

Hygiène alimentaire des malades, des convalescents et des valétudinaires, ou du Régime envisagé comme moyen thérapeutique, par J.-B. Fonssagrives, médecin en chef de la marine, professeur à l'École de médecine de Brest. 2ᵉ édition, revue et corrigée. 1867. 1 vol. in-8 de 670 pages. . . . . 8 fr.

Traité des maladies infectieuses. Maladies des marais, fièvre jaune, maladies typhoïdes (fièvre pétéchiale ou typhus des armées, fièvre typhoïde, fièvre récurrente ou à rechutes, typhoïde bilieuse, peste, choléra), par Griesinger, professeur à l'université de Berlin. Traduit sur la 2ᵉ édition allemande, et annoté par le docteur G. Lemattre, ancien interne des hôpitaux de Paris. 1868. 1 vol. in-8 de 556 pages. . . . . . 8 fr.

Le Choléra, origine, endémicité, transmissibilité, propagation, mesures d'hygiène, mesures quarantaines et mesures à prendre en Orient pour prévenir de nouvelles invasions du choléra en Europe ; exposé des travaux de la Conférence Internationale de Constantinople, mis en ordre et précédé d'une introduction, par le docteur A. Fauvel, délégué du gouvernement français, inspecteur général des services sanitaires, etc. 1 vol. in-8 de 600 pages avec une carte. . . . . 7 fr. 50

Guide pratique de l'accoucheur et de la sage-femme, par le docteur Lucien Penard, chirurgien principal de la marine, professeur d'accouchement à l'École de médecine de Rochefort. 2ᵉ édition. Paris, 1865. xxiv-528 pages avec 112 fig. 4 fr.

Recherches sur les causes de la colique sèche, observée sur les navires de guerre français, particulièrement dans les régions équatoriales, et sur les moyens d'en prévenir le développement, par M. A. Lefèvre, directeur du service de santé de la marine à Brest. 1859. In-8 de 312 pages. . . . . 4 fr. 50

De l'emploi des cuisines et appareils distillatoires dans la marine. Nécessité d'établir une surveillance hygiénique sur la construction et sur le fonctionnement de ces appareils. Essai d'un filtre au charbon animal en grains, destiné à purifier l'eau de mer distillée et à lui enlever les composés plombiques ou cuivriques qu'elle peut accidentellement entraîner, par M. A. Lefèvre, directeur du service de santé de la marine au port de Brest. 1862. In-8 de 55 pages avec figures. 1 fr. 50

Mémoire sur la chromhydrose, ou chromocrinie cutanée, par le docteur Le Roy de Méricourt, professeur à l'École de médecine navale de Brest, suivi de l'Étude microscopique et chimique de la substance colorante de la chromhydrose, par Ch. Robin, professeur à la Faculté de médecine, et d'une note sur le même sujet, par le docteur Ordonez. 1864. In-8, 179 pages. . . . . 3 fr.

De l'ostéomyélite et des amputations secondaires à la suite des coups de feu, d'après des observations recueillies à l'hôpital de la marine de Saint-Mandrier (Toulon, 1859), sur des blessés de l'armée d'Italie, par le docteur Jules Roux, directeur du service de santé de la marine à Toulon. 1860. In-4 de 115 pages avec 6 planches. . . . . 5 fr.

Traité de chirurgie navale, par le docteur L. Saurel, ex-chirurgien de la marine, professeur agrégé à la Faculté de médecine de Montpellier, suivi d'un Résumé de leçons sur le **service chirurgical de la flotte,** par le docteur J. Rochard, chirurgien en chef de la marine. 1861. In-8 de 600 pages avec figures intercalées dans le texte. . . . . 8 fr.

De l'influence de la navigation et des pays chauds sur la marche de la phthisie pulmonaire, par J. Rochard, chirurgien en chef de la marine. Paris, 1856. 1 vol. in-4 de 94 pages. . . . . 4 fr.

Expédition franco par le retour du Courrier contre l'envoi d'un mandat sur la poste